# 农村居民防控
# 新型冠状病毒肺炎问答

**国家卫生健康委基层司 宣传司 指导**
**中国健康教育中心 组织编写**

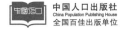

中国人口出版社
China Population Publishing House
全国百佳出版单位

**图书在版编目（CIP）数据**

农村居民防控新型冠状病毒肺炎问答 / 中国健康教
育中心组织编写 . —— 北京 : 中国人口出版社 ,2020.3
ISBN 978-7-5101-7275-5

Ⅰ . ①农… Ⅱ . ①中… Ⅲ . ①日冕形病毒 – 病毒病 –
肺炎 – 预防 ( 卫生 ) – 问题解答 Ⅳ . ① R563.101-44

中国版本图书馆 CIP 数据核字 (2020) 第 032002 号

## 农村居民防控新型冠状病毒肺炎问答

NONGCUN JUMIN FANGKONG XINXING GUANZHUANG BINGDU FEIYAN WENDA

**国家卫生健康委基层司 宣传司 指导**
**中国健康教育中心 组织编写**

| | |
|---|---|
| 责任编辑 | 姜淑芳 何 花 |
| 美术编辑 | 刘海刚 |
| 责任校对 | 贾晓晨 |
| 责任印刷 | 林 鑫 单爱军 |
| 出版发行 | 中国人口出版社 |
| 印 刷 | 小森印刷 ( 北京 ) 有限公司 |
| 开 本 | 787 毫米 ×1092 毫米 1/32 |
| 印 张 | 1.75 |
| 字 数 | 20 千字 |
| 版 次 | 2020 年 3 月第 1 版 |
| 印 次 | 2020 年 3 月第 1 次印刷 |
| 书 号 | ISBN 978-7-5101-7275-5 |
| 定 价 | 12.00 元 |

| | |
|---|---|
| 网 址 | www.rkcbs.com.cn |
| 电子信箱 | rkcbs@126.com |
| 总编室电话 | (010)83519392 |
| 发行部电话 | (010)83510481 |
| 传 真 | (010)83538190 |
| 地 址 | 北京市西城区广安门南街 80 号 |
| 邮 编 | 100054 |

**版权所有 侵权必究 质量问题 随时退换**

# 前　言

　　为了贯彻党中央国务院有关新型冠状病毒肺炎疫情防控工作的决策部署和国务院联防联控机制的要求，落实国家卫生健康委党组进一步加强农村地区疫情防控工作的要求，更有效地开展农村居民新型冠状病毒肺炎疫情防控的健康教育工作，在国家卫生健康委基层司和宣传司的指导下，在前期疫情防控健康教育工作的基础上，中国健康教育中心组织专家编写了《农村居民防控新型冠状病毒肺炎问答》。

　　根据农村疫情防控工作的需要和农村居民的工作生活特点，本手册共设有 68 个问题，介绍新型冠状病毒肺炎防控的基本知识、常用技能和实用方法。力求科学准确，通俗易懂，希望为农村居民防控新型冠状病毒肺炎疫情提供帮助。

　　因时间有限，在编写过程中难免存在疏漏，请予指正。

中国健康教育中心
2020 年 3 月 4 日

# 编写组人员名单

组　　长　李长宁

副 组 长　马爱宁　胡洪波　吴　敬

编　　委　（按姓氏笔画排序）

王　丰　　王华东　　王冰娜　　卢　永

叶少英　　田向阳　　吕书红　　李　莉

李小宁　　李长宁　　李英华　　杨　帆

陈国永　　林彩红　　易学锋　　侯晓辉

秦祖国　　聂雪琼　　徐水洋　　徐静东

黄鹏展　　梁鹏艳

# 目 录

## 1. 引起新型冠状病毒肺炎疫情的是什么病毒?

引起本次疫情的是新型冠状病毒,这种病毒可能来源于蝙蝠等野生动物,但究竟通过何种动物媒介或何种途径传染给人,仍有待进一步研究。冠状病毒对紫外线和热敏感,56℃ 30 分钟、乙醚、75% 乙醇、含氯消毒剂(如 84 消毒液、漂白粉、次氯酸钠等)、过氧乙酸和氯仿等脂溶剂,均可有效杀灭病毒。

## 2. 新型冠状病毒肺炎有哪些症状?

新型冠状病毒肺炎是人感染新型冠状病毒引起的肺炎,以发热、乏力、干咳为主要表现。少数患者伴有鼻塞、流涕、咽痛、肌痛和腹泻等症状。重症患者多在发病一周后出现呼吸困难和 / 或低氧血症,严重者快速进展为急性呼吸窘迫综合征、脓毒症休克、难以纠正的代谢性酸中毒和出凝血功能障碍及多器官功能衰竭等。值得注意的是重症、危重症患者病程中可为中低热,甚至无明显发热。

部分儿童及新生儿病例症状可不典型,表现为呕吐、腹泻等消化道症状或仅表现为精神弱、呼吸急促。轻型患者仅表现为低热、轻微乏力等,无肺炎表现。患有新型冠状病毒肺炎的孕产妇临床过程与同龄患者相近。

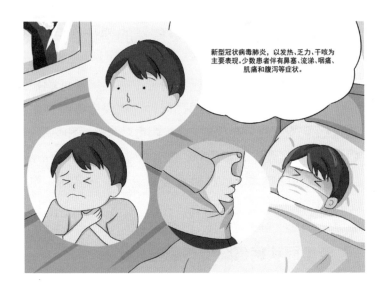

新型冠状病毒肺炎，以发热、乏力、干咳为主要表现。少数患者伴有鼻塞、流涕、咽痛、肌痛和腹泻等症状。

## 3. 新型冠状病毒是怎么传染的？

新型冠状病毒主要通过呼吸道飞沫和接触传播。患者或无症状感染者咳嗽、打喷嚏或说话时产生的呼吸道飞沫，如被吸入，可造成感染；人的破损皮肤、眼结膜、鼻黏膜等直接沾染患者或无症状感染者的痰液、呼吸道分泌物等，也可造成感染；手部接触被污染的日常用品、物品器具等，再用手接触口、眼、鼻等，也会导致病毒通过黏膜侵入人体。在相对封闭的环境中，长时间暴露于高浓度气溶胶情况下，

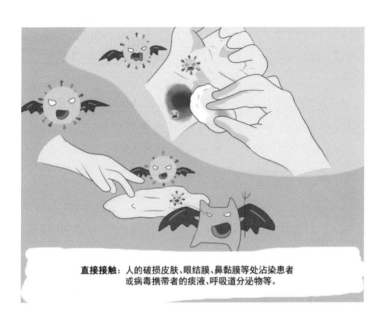

**直接接触**：人的破损皮肤、眼结膜、鼻黏膜等处沾染患者
或病毒携带者的痰液、呼吸道分泌物等。

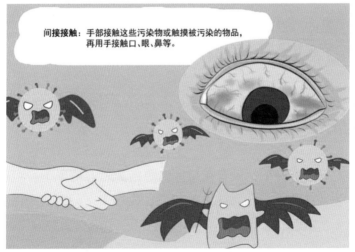

**间接接触**：手部接触这些污染物或触摸被污染的物品，
再用手接触口、眼、鼻等。

存在经气溶胶传播的可能。由于在粪便及尿中可分离到新型冠状病毒，应注意粪便及尿对环境污染造成气溶胶或接触传播。

勤洗手，戴口罩，常通风，少外出，不聚会，与人接触时保持 1 米以上距离，可降低感染新型冠状病毒的风险。

## 4. 新型冠状病毒肺炎潜伏期多久？

基于目前的流行病学调查和研究结果，潜伏期 1 ~ 14 天，多为 3 ~ 7 天。

## 5. 无症状感染者也可能成为传染源吗？

是的。目前所见传染源主要是新型冠状病毒感染的患者，无症状感染者也可能具有传染性，成为传染源。

## 6. 为预防飞沫传播，人与人之间应保持多远距离？

一般情况下，只有在与传染源距离较近情况下才可能发生飞沫传播。为预防飞沫传播，人与人之间距离应保持在 1 米以上。

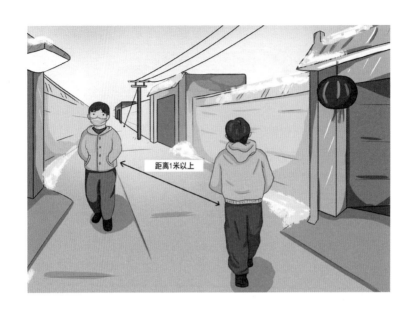

距离1米以上

## 7. 有没有预防新型冠状病毒肺炎的疫苗?

目前尚无预防新型冠状病毒肺炎的疫苗,国内外的一些专业机构正在抓紧研制。不管是否有疫苗,每个人都需要学习防控知识和技能,做好自我防护,积极配合政府和医疗卫生部门采取的各项措施,有效预防病毒的感染和传播。

## 8. 新型冠状病毒肺炎能治好吗?

自疫情发生以来，全国已有数万名患者治愈出院。即使感染了新型冠状病毒，也不必过于恐慌。根据目前的治疗情况，多数患者预后良好，只有少数患者病情危重。老年人和有慢性基础疾病者预后较差，儿童病例症状相对较轻。

## 9. 哪些人容易感染新型冠状病毒?

人群普遍易感，但是否会被感染，主要取决于与患者或无症状感染者接触的方式和机会。吸入患者或无症状感染者的呼吸道飞沫，眼睛、口腔和鼻腔的黏膜沾染病毒，都有可能导致感染。

## 10. 一直在农村生活会不会被感染上新型冠状病毒?

多年来，我国经济社会快速发展，城乡交通越来越便利，人员流动性越来越大，农村地区随时会有外出返乡的务工人员，也会有很多旅游者来往，加上节庆娱乐、聚餐聚会、

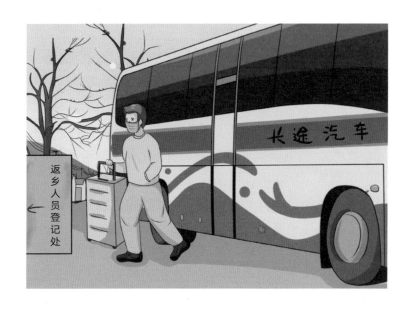

走亲访友等人际交流活动，会增加农村地区传染病传播和流行的风险。

出现发热、乏力、干咳等疑似症状，或有疫区旅行居住史和患者接触史，要及时向疾病预防控制部门或村（居）委会报告，密切配合有关部门采取的调查、隔离和救治措施。做到这些，可有效预防新型冠状病毒肺炎疫情扩散，减少疫情危害，保护自身和他人的健康和安全。

## 11. 防控新型冠状病毒肺炎，为什么要强调早发现、早报告、早隔离、早治疗？

为了有效控制新型冠状病毒肺炎流行，加强对患者和无症状感染者的管理，要做到对患者和无症状感染者的早发现、早报告、早隔离、早治疗。这么做，一方面是为了及时发现并救治患者，另一方面是及时对确诊患者、疑似患者和无症状感染者进行隔离，达到控制传染源的目的，进而降低疫情更大范围传播的风险，保护广大人群的健康。任何单位和个人发现传染病病人和疑似病人时，应该及时向附近的疾病预防控制机构或医疗机构报告。

## 12. 如果本村有人被诊断为新型冠状病毒肺炎怎么办？

如果在自己居住的村子里发现疑似病例、确诊病例和无症状感染者，不必恐慌。政府及相关部门对这种情况有详细的规范要求和处理流程，病人会被送定点医院收治，疾病预防控制机构还会通过流行病学调查，严密追踪、排查密切接触者，进行集中隔离或居家隔离医学观察，还会对患者居住或到过的区域进行严格消毒。

你和家人要密切配合当地政府所采取的防控措施，以防止疫情蔓延。首先要做好个人和家庭防护，配合做好相关的流行病学调查等工作；如家人与病人有过密切接触，要及时向村（居）委会报告，或向附近的疾病预防控制机构或医疗机构报告，并按当地要求进行隔离观察；如果自己或家人出现发热、干咳、乏力等症状，要主动避开他人，佩戴口罩，及时报告，并到发热门诊就医。

## 13.只与自己的亲戚、邻居和熟人聚餐安全吗?

疫情流行期间，亲戚、邻居、熟人中也可能存在患者或无症状感染者，如果与他们一起聚餐，可通过近距离飞沫传播和接触传播等途径引起感染。所以，在疫情流行期间，即使是亲戚、邻居和熟人聚餐，也可能是不安全的，应避免聚餐。

## 14. 农村地区有哪些场所容易造成病毒传播?

农村地区的集市庙会、农贸市场、农家乐、民宿、餐馆、茶室、公共浴室、理发店、寺庙宗祠等公共场所，公共交通工具，影剧院、KTV、网吧、老年活动室、麻将室等娱乐场所，人员密集，容易造成病毒传播。目前，各地政府根据疫情防控需要，要求一些公共场所延期开业。为了满足日常生活和就医需要，如必须前往超市、村卫生室、医院等，一定要做好个人防护。

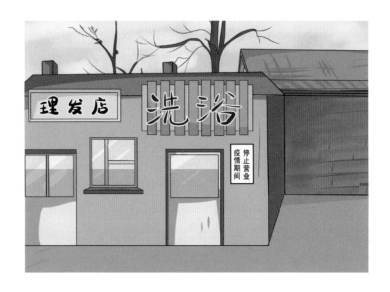

## 15. 为什么在疫情流行期间要取消集市或民俗娱乐活动？

疫情流行期间，在集市或民俗活动等场合，人多拥挤，如果有患者或无症状感染者存在，病毒很容易通过呼吸道飞沫和接触传播。为了防止疫情的流行和蔓延，临时取消集市或民俗娱乐活动是十分必要的。

## 16. 定好的婚宴需要取消吗?

需要取消。结婚是家里的大事、喜事,家里为此已经操持了很久,早就定好了日子,还通知了一大批亲朋好友,一下子被取消,确实在心理上难以接受,这都是可以理解的。在新型冠状病毒肺炎流行期间举办婚宴,人群聚集,很容易造成病毒传播,出现聚集性发病。为此,政府有关部门提出了延期办婚事。好事不怕晚,可于疫情过后,再择期举办。

## 17. 什么是医学观察?

被确定为确诊病例、疑似病例或无症状感染者的密切接触者,须进行集中隔离医学观察,不具备条件的地区可采取居家隔离医学观察,并加强对居家观察对象的管理。新型冠状病毒肺炎潜伏期为 1 ~ 14 天,多为 3 ~ 7 天,因此隔离期确定为 14 天,即被观察对象自最后一次与确诊病例、无症状感染者发生无有效防护的接触后 14 天。每日至少进行 2 次体温测量,出现发热、呼吸道症状等要及时报告。观察期满如无异常情况,应及时解除医学观察。

在医学观察期内一旦出现任何症状(包括发热、寒战、干咳、咳痰、鼻塞、流涕、咽痛、头痛、乏力、肌肉酸痛、

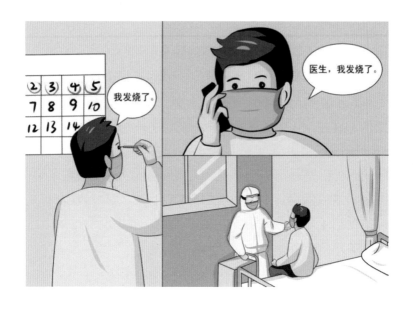

关节酸痛、气促、呼吸困难、胸闷、结膜充血、恶心、呕吐、腹泻和腹痛等），应及时向村（居）委会或医疗卫生机构报告。在隔离观察期间，应严格按照疫情防控要求，主动配合诊治工作，不得自行外出。

## 18. 外出务工返乡，是否需要居家医学观察？

根据民政部和国家卫生健康委要求，村（居）委会在疾病预防控制等专业公共卫生机构指导下，会同基层医疗卫生机构，按照"追踪到人、登记在册、社区管理、上门观察、规范运转、异常就医"的原则，对来自疫情发生地区的人员、外地返回居住地的人员进行有效管理，加强发热和症状监测，追踪、督促其医学观察。外出务工返乡人员要按照国家和当地疫情防控工作有关规定，配合做好医学观察等工作。

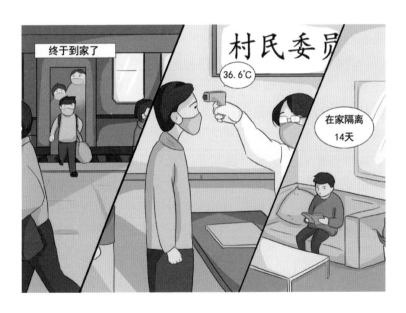

## 19. 自己或家里人发热、咳嗽怎么办？

如所在村（社区）没有疫情，出现发热和／或呼吸道症状等情况，首先咨询社区医生或村医，按照医生要求居家观察或就诊。如所在社区（村庄）发生疫情，出现发热和／或呼吸道症状等情况，应及时向村（居）委会或医疗卫生机构报告，按照疫情防控要求配合做好诊治工作。很多呼吸道疾病都会出现发热、乏力、干咳等症状，是否被新型冠状病毒感染，需要医生根据发病前的活动情况、是否接触过疑似或确诊病例、临床症状和实验室检测结果等信息来综合判断。

需要注意的是，有以下四种情况之一者，要立即报告和就医：（1）发病前14天有武汉及周边地区或有病例报告社区旅行史或居住史；（2）发病前14天与新型冠状病毒感染者（核酸检测阳性者）有接触史；（3）发病前14天接触过来自武汉及周边地区，或来自有病例报告社区的发热或有呼吸道症状的患者；（4）聚集性发病（2周内在小范围如家庭、办公室、学校班级等场所，出现2例及以上发热和／或呼吸道症状的病例）。

## 20. 什么是发热？

以常见的水银体温计为例，平静状态下，腋下体温超过37.3℃就是发热。低热：37.3～38℃；中热：38.1～39℃；高热：39.1～41℃；超高热：41℃以上。

## 21. 如何正确测量腋下体温?

腋下体温测量方法:先将体温计度数甩到 35℃以下,再将体温计水银端放在腋下最顶端后夹紧,10 分钟后取出读数。注意:测量前 20 ~ 30 分钟要避免剧烈活动、进食、喝冷水或热水,冷敷或热敷,保证腋下干燥。

正确读数方法:用手拿住体温计的玻璃端,即远离水银柱的一端,使眼睛与体温计保持同一水平,然后慢慢转动体温计,从正面看到很粗的水银柱时就可读出相应的温度值。读数时注意不要用手碰体温计的水银端,否则会影响水银柱读数而造成测量不准。

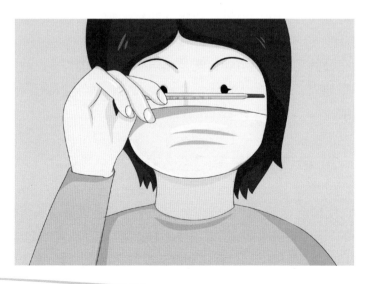

## 22. 发热可以自行服用退烧药吗?

疫情流行期间，出现发热，要及时咨询医生或就医，不要盲目自行服药。发热也是许多其他疾病的征兆，自行服用退烧药，有可能会掩盖真实病情，就诊时会给医生造成假象，影响医生对病情的正确判断，最终贻误治疗。

## 23. 为什么不能对着人咳嗽、打喷嚏?

新型冠状病毒肺炎患者或无症状感染者咳嗽、打喷嚏或说话时，会产生呼吸道飞沫，可被他人吸入，造成感染。要避免与有发热、咳嗽症状者近距离接触。咳嗽、打喷嚏避开他人，用纸巾遮掩口鼻（若无纸巾也可用肘袖遮挡），不在公共场所大声喧哗，既是预防疾病传播的需要，也是尊重他人，赢得他人尊重，体现个人文明素养的良好行为习惯。

## 24. 亲戚朋友来串门怎么办?

疫情流行期间，倡导少外出，不串门，以减少病毒传播的风险。亲戚之间，千万不要不好意思。为了大家的健康，该拒绝就要拒绝。通过视频和电话等方式互致问候、聊天，也是不错的沟通方式。只要感情好，何必见面聊。

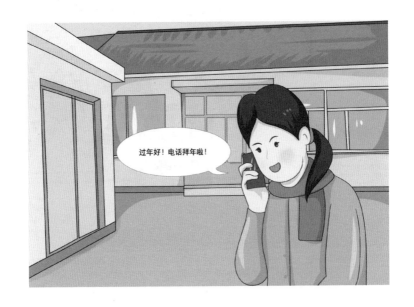

## 25. 疫情流行期间，为什么不能握手？

　　新型冠状病毒可以通过握手引起接触传播。疫情流行期间，在日常生活和农业生产劳动过程中，手有可能接触患者或无症状感染者、或接触被病毒污染的生活物品或农机具等，握手有可能导致病毒传播。因此，熟人见面不要握手，点头致意或拱手作揖，既不失礼貌，又能保证健康安全。

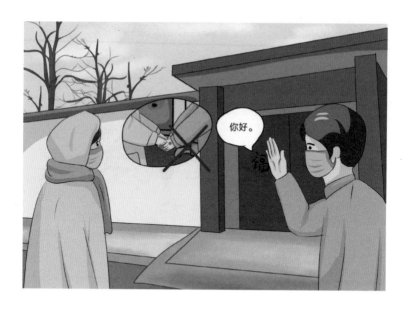

## 26. 为什么要戴口罩?

新型冠状病毒主要通过呼吸道飞沫传播和接触传播。正确选择与佩戴口罩,可有效阻隔飞沫传播,既可保护自己不被他人传染,也是保护他人不被自己传染的有效措施。

## 27. 口罩有哪些种类?

常见口罩按照防护级别由低到高包括普通棉纱口罩、一次性使用医用口罩、医用外科口罩、颗粒物防护口罩、医用防护口罩等。

## 28. 如何选择口罩?

佩戴什么类型的口罩,要视具体情况而定。疫情流行期间,前往超市、农贸市场,乘坐公共交通工具,多人一室办公,到医疗机构就诊(除发热门诊)等,需佩戴一次性使用医用口罩。居家活动、户外空旷场所、分散式劳作、通风良好和人员密度低的场所,可不佩戴口罩。儿童可选用符合国家标准的儿童专用口罩,1岁以下婴幼儿不宜戴口罩。需要注意的是,口罩脏污、变形、损坏或有异味时,应及时更换。健康人佩戴过的口罩,按照生活垃圾分类的要求处理即可。

## 29. 怎么戴口罩?

遵照说明书佩戴口罩。佩戴口罩前要先洗手。

正确佩戴一次性使用医用口罩:口罩颜色深的一面向外,有鼻夹的一边向上;上下拉开褶皱,包覆住口鼻及下颌;按捏鼻夹,使之紧贴鼻梁,防止侧漏。

正确佩戴防护口罩(KN95、N95):口罩有标识的一面向外,有金属条的一边向上;系紧固定口罩的带子,或把口罩的橡皮筋绕在耳朵上,使口罩紧贴面部。

佩戴口罩应进行气密性检查。戴好后将双手完全盖住

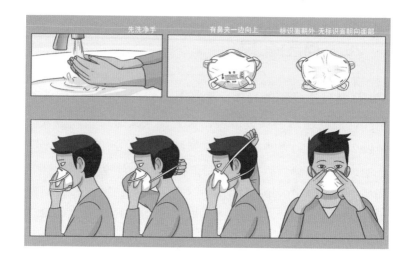

口罩，然后进行深呼吸，如果口罩能够较好地鼓起或收紧，说明气密性较好；如果有空气从面部或密封垫处泄漏，应重新调整口罩位置，调整鼻夹，直到密合良好；如果有空气从口罩四周泄漏，应调整头带的位置，保证口罩与面部密合良好。

如需再次使用的口罩，可悬挂在洁净、干燥通风处，或将其放置在清洁、透气的纸袋中。口罩需单独存放，避免彼此接触，并标识口罩使用者姓名。

## 30. 可以佩戴棉纱、活性炭和海绵等口罩吗?

棉纱、活性炭和海绵等口罩属于非医用口罩,具有一定防护效果,也有降低咳嗽、喷嚏和说话等产生的飞沫播散的作用,可视情选用。这类口罩可清洗消毒。

## 31. 为什么要勤洗手?

洗手是预防传染病简便有效的措施之一,日常生产生活中,人的手随时有可能接触到被致病微生物污染的物品,如果不能及时正确洗手,病原体有可能通过手接触眼睛、嘴巴、鼻子的黏膜侵入人体。通过洗手可以有效地切断这一传播途径,降低感染新型冠状病毒的风险。另外,勤洗手还可有效预防腹泻、痢疾、甲型肝炎等消化道传染病。

## 32. 什么情况下需要洗手?

以下情况应及时洗手:
- 外出或劳作归来;
- 使用农机具后;
- 准备食物前、饭前、便后;
- 接触家禽、家畜等动物或处理动物粪便后;

- 接触公共设施（如公共健身器材、公共交通工具等）；
- 戴口罩前及摘口罩后；
- 接触过他人泪液、鼻涕、痰液和唾液后；
- 咳嗽、打喷嚏用手遮挡后；
- 抱孩子、喂孩子食物前，处理婴儿粪便后；
- 其他需要洗手的情形。

## 33. 家里没通自来水怎么洗手？

最好是用流动水和肥皂洗手。如果家里没有自来水或其他清洁流动水源，可请他人用水盆、水瓢、水壶等器具盛水，倒在手上形成流动水冲洗。

## 34. 怎么做才能把手洗干净？

要用流动水和肥皂或洗手液规范洗手。

正确洗手的步骤如下：

（1）用流动水将双手淋湿。

（2）取适量洗手液（或肥皂）均匀涂抹双手。

（3）认真搓洗双手，不少于 20 秒。具体步骤如下：

第一步，洗手掌。手心相对，手指并拢相互搓揉。

第二步，洗手背。手心对手背，手指交叉，沿指缝相互搓揉。双手交换进行。

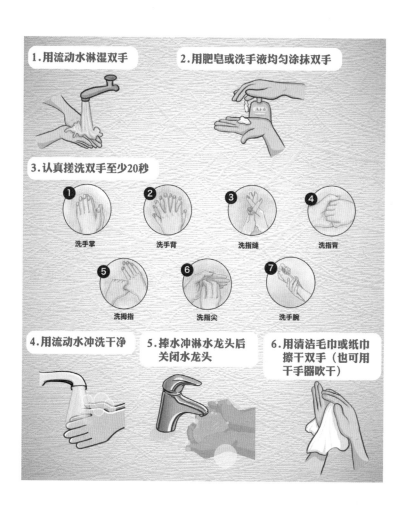

1.用流动水淋湿双手

2.用肥皂或洗手液均匀涂抹双手

3.认真搓洗双手至少20秒

① 洗手掌

② 洗手背

③ 洗指缝

④ 洗指背

⑤ 洗拇指

⑥ 洗指尖

⑦ 洗手腕

4.用流动水冲洗干净

5.捧水冲淋水龙头后关闭水龙头

6.用清洁毛巾或纸巾擦干双手（也可用干手器吹干）

第三步，洗指缝。手心相对，手指交叉，相互搓揉。

第四步，洗指背。一手弯曲呈空拳，放在另一手的手心，旋转搓揉。双手交换进行。

第五步，洗拇指。一手握住另一只手的大拇指，旋转搓揉。双手交换进行。

第六步，洗指尖。一手五指指尖并拢，放在另一只手的手心，旋转搓揉。双手交换进行。

第七步，洗手腕。一手握住另一只手的腕部，旋转搓揉。双手交换进行。

（4）完成上述步骤后，用流动水把双手冲洗干净。

（5）捧起一些水，冲淋水龙头后，再关闭水龙头（如果是感应式水龙头无此步骤）。

（6）用清洁毛巾或纸巾擦干双手，也可用吹干机吹干。

## 35. 为什么要开窗通风？

室内环境密闭，容易造成病毒、细菌等致病微生物的滋生繁殖，增加人体感染疾病的风险。勤开窗通风可有效减少室内致病微生物和其他污染物的含量，阳光中的紫外线还有杀菌作用。因此，每天早、中、晚均应开窗通风，每次通风不少于 15 分钟。

## 36. 家里的居室卫生怎么做?

　　保持居室内外清洁, 居室门把手、遥控器、手机、桌椅、灶具、儿童玩具、马桶圈及农具等是家人经常触碰的物品, 应经常用干净的湿毛巾或湿纸巾擦拭清洗。

　　室内物品摆放有序, 经常清洁。生活垃圾及时清理, 按照垃圾分类的要求投放。还要注意一些"卫生死角", 如抽油烟机、墙角、床下、鞋柜等, 这些部位常成为病菌滋生的温床, 应及时进行清理。

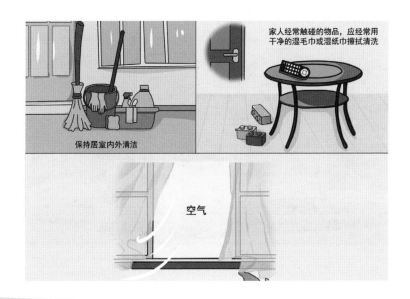

保持居室内外清洁

家人经常触碰的物品, 应经常用干净的湿毛巾或湿纸巾擦拭清洗

空气

## 37. 为什么要搞好村内环境卫生?

　　村内环境卫生与健康密切相关。乱扔垃圾、乱倒污水、乱堆柴草、禽畜散养,不仅影响村容村貌,更为各种传染病的滋生和流行制造了温床,给村民的健康埋下隐患。应做好环境整治,生活垃圾要分类投放,日产日清;垃圾、污水集中处理;保护好饮用水源,治理排污渠、臭水塘;家禽家畜圈养,各家各户要做到庭院及周围环境干净整洁。

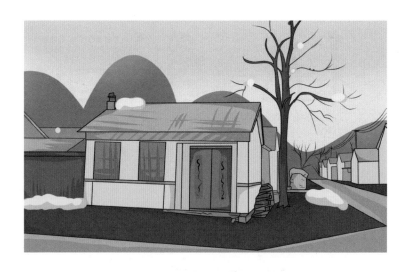

## 38. 生活垃圾怎么处理?

疫情流行期间,特别要注意生活垃圾的处理。健康人用过的口罩、棉签等可直接投入垃圾桶。居家医学观察者使用过的口罩、棉签等可能会含有病菌,建议用含氯消毒剂(如84消毒液、漂白粉、次氯酸钠等)消毒后,用塑料袋封装,投入垃圾桶。居家生活要尽量减少生活垃圾产出,减轻环境压力。

## 39. 村里的公共厕所如何做好清洁管理?

村里的公共厕所应设专人管理。保持良好的通风,洗手池边应常备肥皂或洗手液。定期清洗洗手池、蹲(坐)便器(池)、墙壁、地面,必要时用含氯消毒剂等进行消毒。

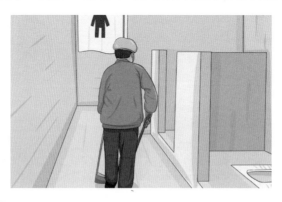

## 40. 自己家里的厕所怎么管理?

　　家里的厕所要保持通风、清洁,通常情况下,不需要消毒。如有外人使用,要及时清洁,必要时进行消毒。如家里是旱厕,要按照农村卫生厕所的要求加强管理,做到厕所有墙有顶,贮粪池不渗不漏、密闭有盖,厕所内清洁,无蝇蛆,基本无臭,及时清除粪便,并进行无害化处理。

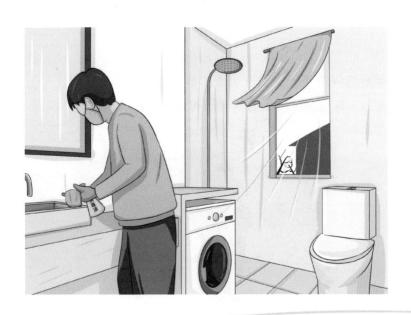

## 41. 哪些情况下需要消毒?

消毒是切断传染病传播途径的重要措施之一。有以下情况需要消毒:(1)家中有人被确诊为新型冠状病毒肺炎患者或无症状感染者;(2)家中有人接受居家医学观察;(3)近期家里曾有疑似患者或发热患者来访;(4)近期家里的来访者曾到过武汉及周边地区、或有病例报告的社区。除上述情况外,一般来说不用消毒,过度消毒不但造成资源浪费,还会污染环境。

## 42. 消毒剂有哪些种类?

常用的消毒剂及使用方法有以下几种。

(1)75%酒精。直接使用,擦拭或浸泡小件物品,擦拭物体表面、皮肤和手等。要注意远离火源。

(2)含氯消毒剂。建议根据产品说明书进行使用。可用于白色棉织物、耐腐蚀物品及物体表面的擦拭消毒,或者小件物品的浸泡消毒,如浸泡餐饮具30分钟。

(3)免洗手消毒剂。在手部没有可见污染时,可直接涂抹、揉搓使用。如果手部有污染,可在洗净双手后使用,取适量手消毒剂(一般挤压或者按压手消毒剂瓶一次,挤出的手消毒剂不少于 1mL），进行充分揉搓至干。

（4）化学消毒剂。使用时应注意化学消毒剂的漂白性、腐蚀性等，做好个人防护，如戴橡胶手套等防渗透手套。化学消毒剂要妥善保存，密闭瓶盖，放置在阴凉通风及儿童不易接触的位置。

## 43. 怎么进行居家清洁和消毒？

（1）居家物品。门把手、电话机、手机、电视遥控器、

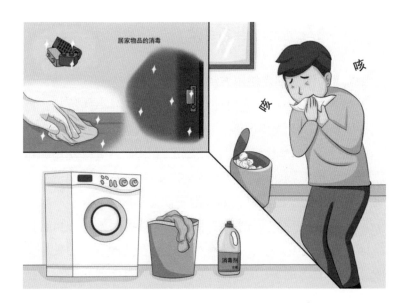

桌面、地面等经常接触的表面，需每天清洁，必要时（如有健康状况不明客人来访等）可用酒精或含氯消毒剂等擦拭消毒（按产品说明书使用）。

（2）口鼻分泌物处理。咳嗽、打喷嚏时要用纸巾掩住口鼻，用过的纸巾等垃圾要放入垃圾袋，并及时处理，其他家庭成员避免接触。

（3）外出衣物经常换洗，必要时可以煮沸消毒，或使用含氯消毒剂等浸泡消毒（按产品说明书使用）。

## 44. 84 消毒液怎么使用？

含氯消毒剂常用的居家消毒浓度为 250mg/L ~ 500mg/L。市场上销售的 84 消毒液含有效氯 5% 左右，需要稀释 100 倍后使用，即取 1 份消毒液加 99 份水就配成了 500mg/L 的 84 消毒液。

## 45. 乘坐公共交通工具需要注意什么？

疫情流行期间，乘坐公共交通工具，应尽量与他人保持距离，全程佩戴一次性使用医用口罩。双手触碰公共交通工具上的座位、扶手、车门、扶杆等后，不要直接接触口、眼、鼻。回家后要及时洗手。如方便，乘车时也可戴手套。

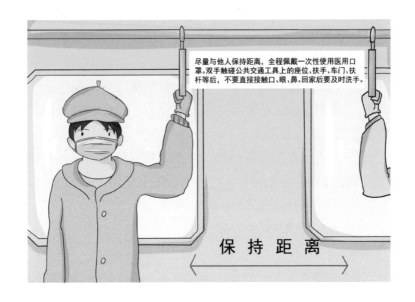

在车站、机场、码头等场所要主动配合体温检测。出发前要做好出行计划，尽量减少在车站逗留时间。如在旅途中出现发热、咳嗽等症状，要做好个人防护，尽量避免接触他人，并及时就医。到达目的地后，要妥善保留旅行票据信息，以备查询。

## 46. 外出购物需要注意什么?

疫情流行期间,应尽量减少外出购物的频次。出行前,做好购物计划,减少购物逗留时间。购物时要全程佩戴口罩,建议佩戴一次性使用医用口罩。与他人保持1米以上距离,尽可能不用手直接接触电梯按钮、手推车和其他公共物品,不用手触碰口、眼、鼻。回家后及时洗手。

## 47. 去村卫生室或医院看病需要注意什么?

疫情流行期间,应尽量少去医疗机构。如必须去,需做好个人防护。去发热门诊,需全程佩戴医用外科口罩或N95口罩;去非发热门诊,全程佩戴一次性使用医用口罩。尽量避免乘坐公共交通工具;乘坐其他交通工具时,路上要打开车窗。在路途中和在医疗机构期间,尽可能与其他人保持1米以上距离。就医时,应如实详细讲述患病情况,尤其是应告知医生近期旅行和居住史、肺炎患者或疑似患者的接触史、动物接触史等。

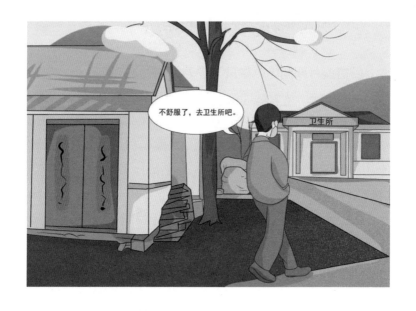

## 48. 什么是合理膳食?

　　合理膳食是指能提供全面、均衡营养的膳食。疫情流行期间,要尽量做到食物种类多样,荤素搭配。建议适当食用鱼、肉、蛋、奶、豆类和坚果等食物,多吃新鲜蔬菜和水果,补充维生素与膳食纤维。不要听信偏方和食疗可以预防或治疗新型冠状病毒肺炎的说法。

## 49. 经常大鱼大肉有利于身体健康吗?

肉类食物中含有丰富的优质蛋白质、多种人体必需的氨基酸、脂肪酸、维生素和矿物质,是人体营养素的重要来源。但肉类食物单位质量中含有的热量较高,经常大鱼大肉不仅不利于健康,还有可能导致肥胖、高血压、糖尿病、痛风等健康问题。

## 50. 疫情期间,喝水要注意什么?

水是构成人体的基本成分,是人类生存和身体代谢的必需物质,参与人体的各种生理活动。应保证适量饮水,一般成人每天不少于1500 mL。疫情期间,建议多喝白开水,不喝生水。

## 51. 安全饮食有哪些注意事项?

生肉与熟食或直接食用的蔬菜一起加工,可造成交叉污染,加工生肉时应使用单独的刀具和案板。肉蛋类要煮熟煮透再食用。提倡分餐制,使用公勺公筷,减少疾病传播。不购买、不加工、不食用野生动物。

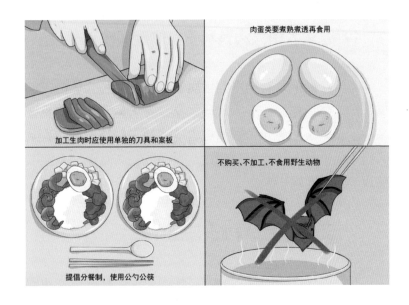

加工生肉时应使用单独的刀具和案板

肉蛋类要煮熟煮透再食用

提倡分餐制，使用公勺公筷

不购买、不加工、不食用野生动物

## 52. 在家里可做哪些身体锻炼？

生命在于运动。适量运动可增强心肺功能，改善耐力和体能，也可起到调节心理平衡，减轻压力，舒缓焦虑，改善睡眠的作用。疫情流行期间，可在自家庭院中坚持体育锻炼，如快走、慢跑、做健身操、打太极拳、练八段锦、跳绳等。

## 53. 为什么要戒烟限酒?

吸烟和被动吸烟可导致癌症和心脑血管疾病等多种慢性病。吸烟不仅不能预防病毒感染,还会降低身体抵抗力。吸烟可以预防新型冠状病毒肺炎的说法是没有科学依据的。有些老烟民抽烟时间长,常患有慢性气管炎、慢性支气管炎、慢性阻塞性肺疾病等基础疾病,如若患病,预后更差。

过量饮酒会导致心源性猝死、慢性酒精中毒、慢性胃炎、酒精性肝硬化和高血压等,并可导致交通事故及暴力事件的增加。喝酒的人不易感染新型冠状病毒肺炎的说法没有科学根据。

## 54. 为什么说睡眠很重要?

充足的睡眠是人体缓解疲劳,恢复体力,预防疾病,保护和促进健康的基础。一般情况下,正常成年人每天应保证 7 ～ 8 小时睡眠,小学生每天睡眠不少于 10 小时,初中生不少于 9 小时,高中生不少于 8 小时。经常熬夜,会造成人体正常生物钟的紊乱,引起睡眠障碍,导致注意力不集中、记忆力减退等。长期睡眠不足,还可增加心血管病、糖尿病、感染等多种疾病的患病风险。

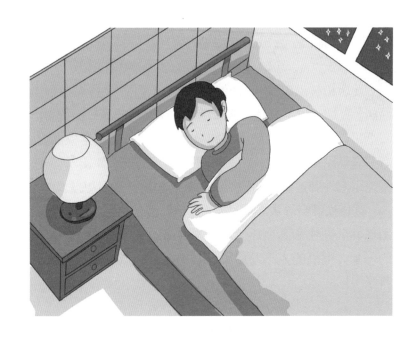

## 55. 疫情期间，如何关注健康信息？

　　各级卫生健康机构联合电视、广播、网络等媒体平台，有针对性地开展新型冠状病毒肺炎等传染病防控知识宣传，发布健康提示和就医指南，科学指导公众正确认识和预防疾病，引导公众规范防控行为，做好个人防护。疫情流行期间，个人应多关注官方权威机构发布的疫情信息和健康指导，不散布不科学、无可靠来源和未经证实的小道消息。制造、传播不实言论，会混淆视听，扰乱社会秩序，干扰正常的疫情防控工作，也是一种违法行为。谣言止于智者。听信谣言不仅影响自己的认知和判断，还会影响个人配合政府和有关部门的防控措施，增加自身和他人感染的风险。

## 56. 有没有治疗新型冠状病毒肺炎的偏方？

没有有效的食疗和偏方。

## 57. 熏醋对预防新冠病毒肺炎有作用吗？

食醋中的醋酸含量低，熏醋远不能达到杀菌消毒的作用，也没有证据表明熏醋能够杀灭新冠病毒。

## 58. 抽烟可以预防新型冠状病毒肺炎吗？

不可以。烟草中含有大量有毒有害化学物质，可破坏肺脏防御体系，吸烟不仅不能预防病毒感染，还会降低身体抵抗力。一些烟龄较长者，常患有慢性气管炎、慢性支气管炎、慢性阻塞性肺疾病等基础疾病，身体抵抗力差，患病的风险高于不吸烟者。

## 59. 喝酒能预防新型冠状病毒肺炎吗?

不能。75% 的酒精的确能杀灭病毒,但只能用于体表擦拭消毒。通过喝酒进入体内的酒精会被吸收代谢,不能杀灭病毒。通过喝酒来预防新型冠状病毒肺炎是没有科学依据的。

## 60. 禽畜为什么要圈养?

圈养可以减少人与禽畜直接接触的机会,预防人感染

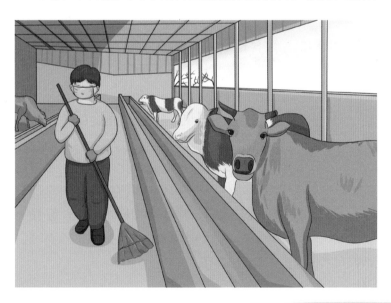

高致病性禽流感等人畜共患疾病的发生。圈养还有助于粪便收集和无害化处理，保持农村环境清洁卫生，减少蚊蝇、蟑螂等病媒生物滋生。禽畜圈养也是建设健康乡村、美丽乡村、文明乡村的要求，是健康、文明的生产和生活方式的重要体现。

## 61. 病死禽畜能食用吗?

病死禽畜非常危险，不可食用，主要是因为:

（1）病死的禽畜多数是因为患某种传染病而死的，其中有一些是人畜共患的传染病，如人感染高致病性禽流感、狂犬病等。加工、食用这些病死的禽畜肉，人就有可能感染上这些疾病。

（2）有些禽畜死亡后，其体内的沙门氏菌、大肠杆菌等病菌会大量繁殖，食用后会发生食物中毒。有些禽畜还可能是因为中毒而死亡，人吃了也会发生食物中毒。

食用病死禽畜危害健康，出售病死禽畜是违法行为。一旦发现病死禽畜，要及时向当地农业农村部门报告，并按照相关要求妥善处理。

## 62. 为什么不能捕猎、售卖或加工野生动物?

许多野生动物体内会带有多种病毒,人们在捕猎、售卖、加工或食用野生动物的过程中,有可能感染病毒,导致传染病的发生和流行。除了新型冠状病毒有可能来源于野生动物外,艾滋病病毒、SARS 冠状病毒、MERS 病毒等,也都来源于野生动物。我国于 1988 年颁布《中华人民共和国野生动物保护法》,禁止出售、购买、利用国家重点保护野生动物及其制品,禁止生产、经营使用国家重点保护野生动物及其制品制作的食品,或者使用没有合法来源证明的非国家重点保护野生动物及其制品制作的食品。为了人类的健康和安全,个人不要接触、购买和食用野生动物。大自然是人类和野生动物的共同家园,任何一种野生动物都是大自然生态链上的重要一环,保护野生动物就是保护大自然,就是保护人类自己。

## 63. 从事农业生产劳动时,需要注意些什么?

如本村未发生新型冠状病毒肺炎疫情,农业生产可按当地政府的统一安排进行。疫情流行期间,应避免群聚式的生产劳动,尽量采取分散式、错峰式作业方式。在人员较多的场所劳动,需做好个人防护。劳动场所应保持空气流通，定期清洁，必要时消毒。在农业大棚集体劳作时，要特别注意通风，佩戴口罩。如本村出现了疫情，其密切接触者要立即停止农业生产，按照疫情防控要求进行医学观察。

## 64. 疫情流行期间，孩子上学应注意些什么？

（1）开学前，学生应尽量居家，减少走亲访友、聚会聚餐，减少到人员密集的公共场所活动。

（2）孩子上学应服从当地教育部门的统一管理，根据当地教育部门的通知时间返校。

（3）对于从外地返回的学生，要按当地疫情防控要求进行居家医学观察。

（4）在居家网课学习期间，要注意身体锻炼和用眼卫生。

（5）疫情流行期间，学生上下学应尽量步行、骑自行车或乘坐私家车。步行和骑车时尽量与他人保持1米以上距离。如必须乘坐校车、公交车等公共交通工具，应全程戴口罩，途中尽量避免用手触摸车上物品，避免用手接触口、眼、鼻。要养成勤洗手的习惯。

（6）放学回到家，脱衣换鞋，放于门口，然后摘掉口罩，及时洗手。

## 65. 返城复工出发前应注意什么?

准备返岗的，可先了解单位所在省（市、区）的疫情防控形势、复工政策、复工时间等要求，与单位协商确定返岗时间。

（1）动身前主动联系单位（企业），如实汇报自己及家人的健康状况、有无疫情发生地的旅行或居住史、有无发热咳嗽病人接触史等。

（2）出发前要做好自我健康状况监测，特别是要注意自己是否有发热等症状。如出现发热等症状，不能出行，应及时报告或就诊。

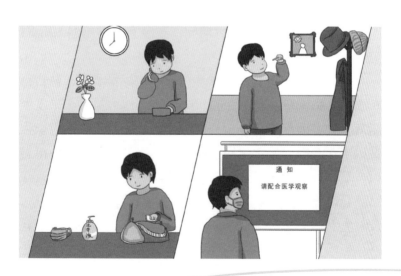

（3）提前准备口罩、免洗洗手液或消毒湿纸巾等用品。旅途中若无法及时洗手时，可用免洗洗手液或消毒湿巾等清洁用品擦拭。

（4）配合单位（企业）及属地政府、辖区社区的有关安排，配合做好返城后的必要的医学观察。

## 66. 传染病防控中，个人应承担哪些责任和义务？

按照《中华人民共和国传染病防治法》规定，自觉承担疫情防控的个人责任，协助、配合、服从政府部门组织开展的防控工作。到过疫情重点地区或与病人及感染者有密切接触的人员，应及时向有关单位或机构报告，按要求进行医学观察。要从政府、权威的卫生机构或专业机构获取防病指导和疫情信息，积极响应政府有关倡议，少去人员密集场所，做好个人防护。因个人违反相关规定，导致传染病传播、流行，给他人人身、财产造成损害的，要承担相应法律责任。

## 67. 如果疾病预防控制部门的工作人员来家里调查该怎么办?

疫情流行期间,为了调查病例的发病和就诊情况、临床特征、危险因素和暴露史,发现和管理密切接触者,疾病预防控制机构要进行流行病学调查。调查内容包括个人的基本情况、就诊情况、危险因素与暴露史、实验室检测、密切接触者等,通过调查,摸排感染来源、传播方式和可能的感染者。

在中华人民共和国领域内的一切单位和个人,必须接受疾病预防控制机构、医疗机构有关传染病的调查、检验、采集样本、隔离治疗等预防、控制措施,如实提供有关情况。当身穿防护服的流调人员出现在家门口时,不要害怕,更不要担心被隔离、被歧视、隐私被泄露等,流行病学调查有着严格的要求和规范的流程,最终目的是为了保护大家的安全和健康。

## 68. 如何应对疫情恐惧?

要认识到,在疾病流行期间,出现恐惧、紧张和焦虑等情绪,是自然的,不必过度紧张。克服恐惧心理,要从以下方面入手：

（1）要对疫情有正确的认识，从政府和权威机构了解正确的知识，做好必要的防护，知晓正确的就诊流程和渠道，不恐慌，坚定疫情终会被战胜的信心。

（2）要做到作息规律，保证充足睡眠，适度锻炼，读书，听音乐等，保证饮食健康。

（3）积极进行心理调适：与他人多交流，相互鼓励，相互心理支持，转移注意力。要以积极的态度工作、生活，

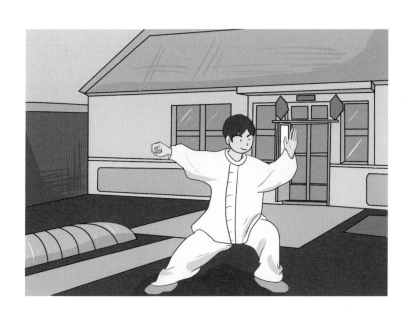

注意休息，放松自己，自我安慰激励。可以进行呼吸放松训练，通过有氧运动、正念打坐、冥想等方式来调适情绪。不要采取否认、回避退缩、过分依赖他人、指责抱怨、转移情绪发脾气、冲动等不良应对方式，特别是不要试图通过烟酒来缓解紧张情绪。